Umma Habiba

Doenças infecciosas das aves de capoeira

Umma Habiba

Doenças infecciosas das aves de capoeira

ScienciaScripts

Imprint
Any brand names and product names mentioned in this book are subject to trademark, brand or patent protection and are trademarks or registered trademarks of their respective holders. The use of brand names, product names, common names, trade names, product descriptions etc. even without a particular marking in this work is in no way to be construed to mean that such names may be regarded as unrestricted in respect of trademark and brand protection legislation and could thus be used by anyone.

Cover image: www.ingimage.com

This book is a translation from the original published under ISBN 978-620-2-02720-5.

Publisher:
Sciencia Scripts
is a trademark of
Dodo Books Indian Ocean Ltd. and OmniScriptum S.R.L publishing group

120 High Road, East Finchley, London, N2 9ED, United Kingdom
Str. Armeneasca 28/1, office 1, Chisinau MD-2012, Republic of Moldova, Europe
Printed at: see last page
ISBN: 978-620-8-06697-0

RECONHECIMENTO

Todos os louvores a Deus Todo-Poderoso, criador e autoridade suprema do universo, cujas bênçãos me permitiram concluir com êxito esta missão.

Gostaria de expressar a minha sincera gratidão e o meu orgulhoso respeito ao meu ilustre professor e supervisor, Professor Dr. Abu Hena Mustafa Kamal, Presidente do Departamento de Patologia, Faculdade de Veterinária e Ciência Animal, Universidade Agrícola de Sylhet, Sylhet; pela sua orientação escolar, sugestões valiosas e assistência incansável em todas as fases do trabalho de investigação e na preparação do trabalho.

Agradeço também ao Professor Dr. Md. Abu Bakar Siddique, Reitor da Faculdade de Medicina Veterinária da Universidade Agrícola de Sylhet, Sylhet e Presidente do Programa de Estágios de 2014 e do grupo de 2008-09, pelo seu apoio e encorajamento ao longo deste programa de estágios e da redação dos trabalhos.

É com grande prazer que exprimo o meu mais profundo sentimento de gratidão e a minha imensa dívida para com o Dr. Abu Saim, Upazila Livestock Surgeon, Fulpur, Mymensingh, Bangladesh, pela sua cooperação na recolha de dados. Por último, agradeço também a todos os funcionários da Faculdade de Veterinária e Ciência Animal de Sylhet

Universidade Agrícola de Sylhet pela sua assistência em diferentes aspectos do estudo na Universidade Agrícola de Sylhet, Sylhet.

O autor
dezembro, 2014

ÍNDICE

CAPÍTULO 1
INTRODUÇÃO

A doença infecciosa da bursa é uma doença viral que ocorre em galinhas, perus, patos e pintadas, mas a doença clínica só ocorre em galinhas. A mortalidade é mais elevada nas raças mais leves do que nas raças mais pesadas (Van den Berg, 2000). O nome "doença de Gumboro" foi inicialmente dado a esta doença porque foi reconhecida pela primeira vez numa exploração agrícola no distrito de Gumboro em Delawre, EUA, em 1962. Inicialmente, a IBD foi confundida com uma forma variante do vírus da bronquite infecciosa (IBV) acompanhada de nefrose (Winter e Hitchner, 1962; Cosgrove, 1962). Winter field et al (1962) conseguiram isolar um agente em ovos embrionados e o isolado foi referido como "agente bursal infecioso". As estirpes hipervirulentas do IBDV foram comunicadas pela primeira vez na Bélgica e nos Países Baixos em 1987. Atualmente, o IBDV tem uma distribuição mundial, ocorrendo em todas as principais áreas produtoras de aves de capoeira (Sjaak Wit e William Baxendale, 2004). As lesões distintas são encontradas na exposição ao IBDV apenas nas galinhas. A infeção ocorre principalmente através da ingestão oral de alimentos contaminados e outros materiais orgânicos.

O vírus está presente em todo o mundo e, apesar dos regimes de vacinação intensiva, os surtos de doença são frequentes e existem várias variantes do IBDV, cada uma com uma virulência diferente. Foram reconhecidos pela primeira vez na Europa e, posteriormente, na Ásia, no Médio Oriente e na América do Sul. Estes vírus podem causar doença aguda em bandos susceptíveis durante todo o período de crescimento dos frangos de carne, estando o vírus também presente em órgãos não-bursais e hematopoiéticos, como o timo, o baço e a medula óssea. As vacinas clássicas não conseguiram, em muitos casos, proporcionar uma proteção suficiente contra a DII. São necessárias vacinas altamente potentes para proteger os frangos de carne durante todo o período de crescimento; a investigação sobre vacinas centra-se atualmente em novas tecnologias. O objetivo é desenvolver novas vacinas vivas ou inactivadas (subunidades), feitas por medida, que protejam contra as estirpes de IBDV. Estas vacinas devem ter a potência das vacinas vivas "quentes", sem os perigos de causar imunossupressão que as acompanham. Em particular, deve ser ultrapassada a interferência dos anticorpos derivados da mãe. O desenvolvimento de vacinas marcadoras que permitam distinguir entre anticorpos vacinais e infecciosos permitiria a monitorização da situação epidemiológica no terreno.

Gumboro, a doença altamente infecciosa das aves de capoeira que causa a maior mortalidade por ano, destruindo o sistema imunitário apesar da vacinação no Bangladesh. A prevalência da doença foi detectada tanto no sector privado como no sector público. No ano anterior, a gravidade da doença foi particularmente elevada nas explorações produtoras de ovos do que nas de frangos de carne. Tanto nas explorações vacinadas como nas não vacinadas, registaram-se surtos de IBD em várias zonas do Bangladesh. É verdade que os agricultores não estão devidamente informados sobre a IBD, uma doença semelhante à SIDA. Por conseguinte, deve ser desenvolvido um trabalho sistémico sobre a incidência e a prevalência da doença infecciosa da bursa

As indústrias avícolas desempenham um papel importante na redução da pobreza e no desenvolvimento económico do Bangladesh. A carne de aves de capoeira contribui com aproximadamente 37% do total de proteínas animais fornecidas no país (Rahman e Rahman, 1998). O Governo da República Popular do Bangladesh deu recentemente prioridade ao potencial do sector avícola. Havia 89,48 milhões de aves de capoeira no Bangladesh (Samad, 1996).

Havia cerca de 197,98 milhões de aves de capoeira, dos quais 162,44 milhões eram galinhas (DLS, outubro de 2002-2003). Mas esta população de aves de capoeira aumentou para 245,97 milhões, sendo as galinhas cerca de 206,89 milhões (DLS, 2006-2007).

OBJECTIVOS

- Estudar a prevalência hospitalar da DII na província de Fulpur do distrito de Mymensingh, no Bangladesh.

- Investigar as causas do insucesso da vacinação da IBD.

CAPÍTULO 2
PANORÂMICA DA DOENÇA INFECCIOSA DA BURSA (IBD)

SINÓNIMOS

Gumboro

Aves de capoeira SIDA

HÓSPEDE

Galinhas de 3 a 6 semanas de idade, patos, gansos, cisnes e faisões.

ETIOLOGIA

Família: Birnaviridae

Género: Birnavírus

2 serotipos são:

Serotipo 1: Patogénico.

Serotipo 2: Não patogénico.

PERÍODO DE INCUBAÇÃO

O período de incubação do vírus é de 2 a 3 dias. No entanto, a Organização Mundial de Saúde

Saúde Animal (OIE) recomenda um período de incubação de 7 dias para efeitos regulamentares.

EPIDEMIOLOGIA

Os factores-chave para a epidemiologia da DII são:

• A doença é altamente contagiosa, propagando-se através da circulação de produtos avícolas, equipamento, sacos de ração, veículos e pessoas e, em menor grau, através de aerossóis de poeira.

- Os sinais clínicos da doença estão relacionados com a idade, sendo as aves com 3-6 semanas as mais susceptíveis à doença clínica.

- O estatuto de anticorpos das aves expostas influenciará a expressão clínica da doença.

- O genótipo das aves afecta a expressão clínica, sendo as raças de frangos mais susceptíveis.

- O vírus é altamente resistente ao calor e aos produtos químicos e pode persistir no ambiente do galpão por pelo menos 4 meses.

- As práticas normais de limpeza dos pavilhões podem ser inadequadas para eliminar o vírus.

- A carne de aves de capoeira transformada e congelada pode conter vírus infecciosos

- O vírus não é transmitido pelo ovo, mas pode sobreviver na superfície da casca do ovo.

- A infeção natural ocorre geralmente por via oral, mas o trato respiratório superior e a conjuntiva (olho) provavelmente também desempenham um papel.

- O papel das aves selvagens e dos roedores é incerto, mas podem atuar como portadores mecânicos.

- As galinhas infectadas continuam a excretar o vírus nas fezes até 2 semanas após a infeção

PROPAGAÇÃO DO VÍRUS

- A doença infecciosa da bursa é altamente contagiosa. Devido à natureza resistente do vírus, este persiste no ambiente do aviário, pelo que as infecções são potencialmente transmitidas de um ciclo para o outro.

•   O IBDV não é transmitido verticalmente (não há transmissão da mãe para o pinto de um dia através do ovo). A transmissão horizontal através de rostos infectados, equipamento contaminado (especialmente calçado) ou outro material orgânico é a via mais provável de propagação. Foi demonstrado que a lagarta da farinha (Alphitobius diaperinus) pode atuar como um vetor que transporta o IBDV de um ciclo para o outro.

•   É, portanto, necessária uma limpeza completa do local após uma infeção pelo IBDV. Todas as camas e carcaças de aves infectadas devem ser eliminadas de forma adequada, longe do local ou de qualquer outra exploração avícola.

•   Deve ser aplicado um regime de desinfeção completo e bem planeado.

•   O tempo de paragem entre bandos sucessivos deve ser maximizado. (Recomenda-se um mínimo de 10 dias entre lotes sucessivos de frangos de carne).

TRASNMISSÃO

A transmissão ocorre pelas seguintes formas:

•   Alimentação com lixo contaminado (carne, leite, sangue, glândulas, ossos, queijo, etc.)

•   Contacto com objectos contaminados (mãos, calçado e vestuário)

•   Inseminação artificial.

•   Biológicos contaminados, como hormonas (o processo de extração pode não ativar o vírus).

•   As carcaças de frango podem ser contaminadas durante o abate devido a métodos de transformação em massa, tais como: remoção incompleta de pedaços de tecido da bursa; contaminação fecal; contacto direto ou indireto em centrifugadores; e aerossóis.

PATOGÉNESE DA IBD:

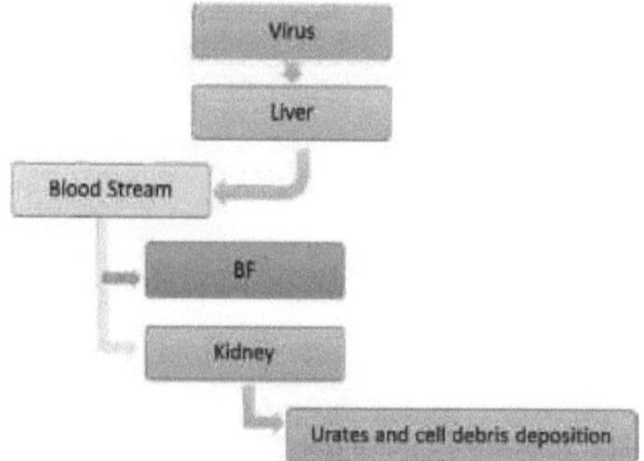

A patogénese é definida como o método utilizado pelo vírus para causar lesões no hospedeiro, tendo como consequência a mortalidade, a doença ou a imunossupressão. As lesões podem ser avaliadas ao nível do hospedeiro, do órgão e da célula. O IBDV infecta normalmente frangos jovens entre as 3 e as 6 semanas de idade e causa uma doença clínica, enquanto infecta subclinicamente aves mais velhas. O resultado da infeção pelo IBDV depende da estirpe e da quantidade do vírus infetante, da idade e da raça das aves, da via de inoculação e da presença ou ausência de anticorpos neutralizantes.

Estudos sequenciais de tecidos de frangos infectados por via oral utilizando imunoflorescência detectaram o antigénio viral em macrófagos e células linfóides no ceco às 4 horas. PI e nas células linfóides do duodeno e do jejuno às 5 horas.

O vírus da medula atinge o fígado às 5 h. PI e entra na corrente sanguínea, de onde é distribuído para outros órgãos; a infeção da bursa é seguida de uma segunda viremia.

O vírus persiste na bursa de galinhas SPF inoculadas experimentalmente até às 3 semanas de idade, mas a presença de anticorpos maternos na galinha comercial diminui a duração da sua existência na bursa.

Vários estudos demonstraram que as variantes e os vírus clássicos apresentam uma patologia semelhante, mas diferem entre si no que diz respeito à sua patogenicidade e imunogenicidade. Foi referido que os vírus variantes induzem atrofia bursal com uma resposta imunitária mínima ou nula, em contraste com os vírus clássicos (IM) que induzem uma resposta inflamatória grave. No entanto, os investigadores subsequentes verificaram que os vírus variantes não são homogéneos enquanto grupo, como se pensava anteriormente. O vírus IN derivado da bursa causou necrose e atrofia da bursa mais cedo do que o STC derivado da bursa e foi também acompanhado de inflamação. A única diferença observada entre os dois foi o início e a diminuição da atrofia bursal. Ambas as estirpes virais perderam a sua patogenicidade após terem sido submetidas a 4 passagens em células BGM-70.

As estirpes do serótipo 2 não se replicam em células linfóides, mas crescem em fibroblastos de embrião de galinha, tal como a estirpe do serótipo 1 adaptada à cultura de tecidos. A suscetibilidade das células linfóides das galinhas ao vírus não está correlacionada com a presença de sítios de ligação específicos, uma vez que o vírus se liga tanto às células CEF como às células linfóides. A molécula de ligação do IBDV é uma proteína N-glicosilada. O CEF tinha receptores comuns a ambos os serotipos e receptores específicos para cada serotipo. Os sítios de receptores comuns a ambos os serótipos também estavam presentes nas células linfóides; no entanto, só foram demonstrados sítios adicionais específicos do serótipo para as estirpes patogénicas do serótipo 2. A infeção pelo IBDV altera as propriedades da corrente de potássio dos fibroblastos de embrião de galinha, resultando em alterações da permeabilidade da membrana e da homeostase intracelular e contribuindo para a citólise e morte da célula infetada.

Os sistemas hospedeiros utilizados para propagar o vírus têm um efeito profundo na patogenicidade dos isolados de vírus. Ocorreram diferenças significativas na patogenicidade e imunogenicidade do vírus propagado em células BF ou BGM-70. No entanto, a antigenicidade dos vírus propagados em células BF ou BGM-70 não foi significativamente diferente. Algumas estirpes de IBDV podem adaptar-se à CEF, enquanto outras são refractárias ao seu crescimento. A estirpe SAL adaptou-se e foi propagada com êxito em células CEF, enquanto a estirpe IN 30 foi incapaz de crescer em CEF. A retropassagem de IN ou SAL em galinhas SPF manteve ou aumentou a virulência de ambos os vírus. Os vírus selvagens provenientes de linfócitos B de BF foram considerados diferentes dos cultivados em CEF. Os linfócitos B em diferenciação no BF proporcionam o microambiente ótimo para uma replicação viral altamente eficiente; o CEF e outras células parecem não dispor desse ambiente.

CANTOS CLÍNICOS:

A IBD é altamente contagiosa; os resultados da infeção dependem da idade e da raça da galinha e da virulência do vírus. As infecções podem ser subclínicas ou clínicas. As infecções antes das 3 semanas de idade são geralmente subclínicas. As galinhas são mais susceptíveis à doença clínica às 3-6 semanas de idade, quando as células B imaturas povoam a bursa e a imunidade materna diminuiu, mas ocorreram infecções graves em galinhas Leghorn até às 18 semanas de idade.

As infecções subclínicas precoces são a forma mais importante da doença devido às perdas económicas. Causam uma imunossupressão grave e duradoura devido à destruição de linfócitos imaturos na bursa de Fabricius, no timo e no baço. A resposta imunitária humoral (células B) é a mais gravemente afetada; a resposta imunitária mediada por células (células T) é afetada em menor grau.

Os frangos imunodeprimidos por infecções precoces pelo IBDV não respondem bem à vacinação e estão predispostos a infecções por vírus e bactérias normalmente não patogénicos. As doenças comuns são normalmente exacerbadas pelas infecções por IBDV. Algumas estirpes de IBDV podem causar infecções subclínicas em aves mais velhas (3-6 semanas de idade), o que leva a perdas devido a uma má eficiência alimentar e a tempos mais longos até à comercialização. Nestes casos, a imunossupressão é geralmente transitória e as aves convalescentes podem recuperar a maior parte ou a totalidade da sua função imunitária humoral. No entanto, as infecções secundárias que ocorrem durante a imunossupressão transitória podem causar perdas económicas significativas.

Nas infecções clínicas, o início da doença ocorre após uma incubação de 3-4 dias. As galinhas podem apresentar prostração severa, incoordenação, diarreia aquosa, penas sujas nas aberturas, arrancamento das aberturas e inflamação da cloaca. A morbilidade do bando é tipicamente de 100% e a mortalidade pode variar entre 5% e 20%. A recuperação ocorre em menos de 1 semana e o ganho de peso dos frangos de corte é retardado em 3-5 dias. A presença de anticorpos maternos modifica o curso clínico da doença.

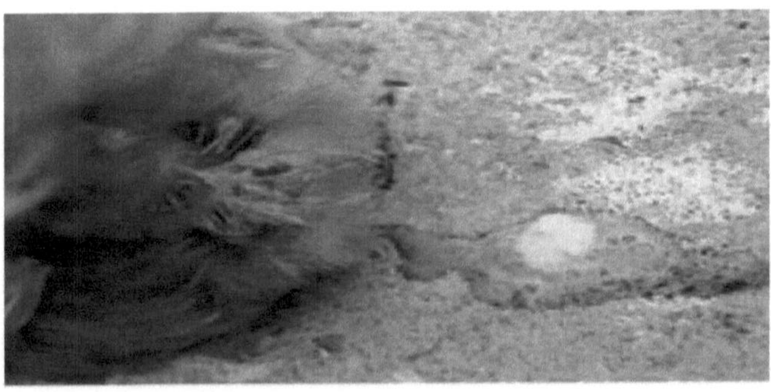

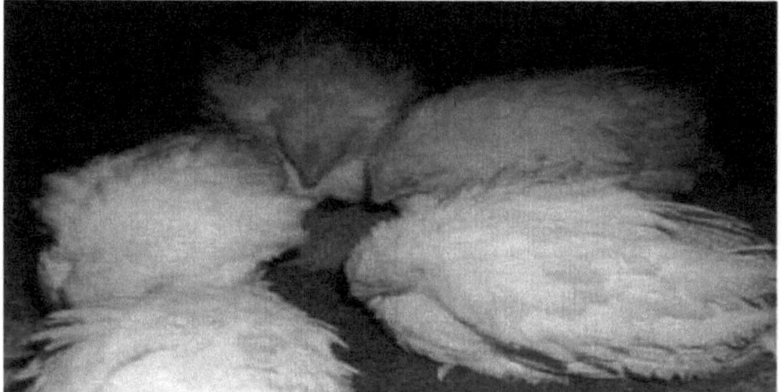

Figura2- Edema edematoso e amarelado do BF

A IBD é altamente contagiosa; os resultados da infeção dependem da idade e da raça da galinha e da virulência do vírus. As infecções podem ser subclínicas ou clínicas. As infecções antes das 3 semanas de idade são geralmente subclínicas. As galinhas são mais susceptíveis à doença clínica às 3-6 semanas de idade, quando as células B imaturas povoam a bursa e a imunidade materna diminuiu, mas ocorreram infecções graves em galinhas Leghorn até às 18 semanas de idade.

As infecções subclínicas precoces são a forma mais importante da doença devido às perdas económicas. Causam uma imunossupressão grave e duradoura devido à destruição de linfócitos imaturos na bursa de Fabricius, no timo e no baço. A resposta imunitária humoral (células B) é a mais gravemente afetada; a resposta imunitária mediada por células (células T) é afetada em menor grau. As galinhas imunodeprimidas por infecções precoces por IBDV não respondem bem à vacinação e estão predispostas a infecções por vírus e bactérias normalmente não patogénicos. As doenças comuns são normalmente exacerbadas pelas infecções por IBDV. Algumas estirpes de IBDV podem causar infecções subclínicas em aves mais velhas (3-6 semanas de idade), o que leva a perdas devido a uma má eficiência alimentar e a tempos mais longos até à comercialização. Nestes casos, a imunossupressão é geralmente transitória e as aves convalescentes podem recuperar a maior parte ou a totalidade da sua função imunitária humoral. No entanto, as infecções secundárias que ocorrem durante a imunossupressão transitória podem causar perdas económicas significativas.

Nas infecções clínicas, o início da doença ocorre após uma incubação de 3-4 dias. As galinhas podem apresentar prostração severa, incoordenação, diarreia aquosa, penas sujas nas aberturas, arrancamento das aberturas e inflamação da cloaca. A morbilidade do bando é tipicamente de 100% e a mortalidade pode variar entre 5% e 20%. A recuperação ocorre em menos de 1 semana e o ganho de peso dos frangos de corte é retardado em 3-5 dias. A presença de anticorpos maternos modifica o curso clínico da doença.

LESÃO PATOLÓGICA

- A partir de 2-3 dias, ocorrem alterações na bursa do tecido, que são indicadas a seguir Transudado desenvolve-se na bursa.

A bursa torna-se de cor branca a creme.

A superfície mucosa da bursa é hemorrágica.

Exsudados purulentos encontrados na bursa de Fabricious.

Encontram-se focos necróticos na bursa

Aumento do tamanho e do peso da bursa de Fabricious no terceiro dia.

- No 4º dia, a bursa torna-se dupla em tamanho e começa a reduzir. O transudado começa a desenvolver-se na bursa.

- No 5° dia, a bursa volta ao seu tamanho normal e depois atrofia.

- Após o 5° dia, a bursa torna-se cinzenta.

- No oitavo dia, a bursa torna-se um terço do seu tamanho normal

- Na necropsia, as lesões observadas dependerão da estirpe do IBDV. Para as estirpes que causam uma doença clínica, a bursa cloacal está inchada, edematosa, amarelada e ocasionalmente hemorrágica, especialmente em aves que morreram da doença. Provoca congestão e pode também ocorrer hemorragia dos músculos peitorais e das pernas. As galinhas que recuperaram de infecções por IBDV têm bursas cloacais pequenas e atrofiadas devido à destruição e à falta de regeneração do folículo bursal.

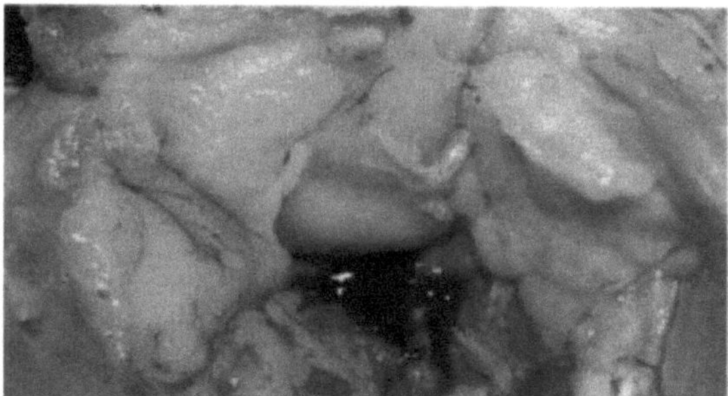

Figura3- Edema edematoso e amarelado do BF.

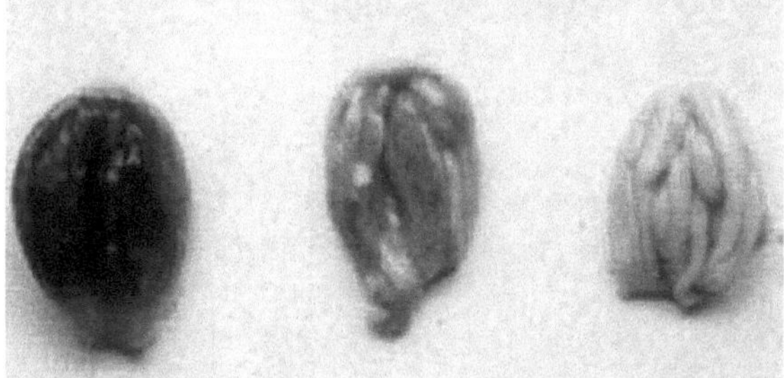

Figura4- Aumento do BF e congestões ou hemorragias da mucosa.

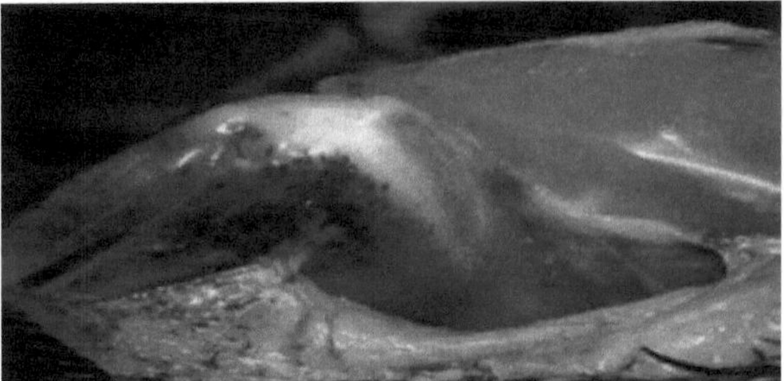

Figura 5- Hemorragias petequiais observadas nos músculos da coxa.

DIAGNÓSTICO

O diagnóstico pode ser efectuado através da história, dos sinais clínicos, da lesão patológica e de diferentes testes.

Diagnóstico clínico e diferencial

O diagnóstico clínico das formas agudas de DII baseia-se na avaliação da doença (pico de amoralidade seguido de recuperação em cinco a sete dias) e assenta na observação dos sintomas e no exame post-mortem das lesões patognomónicas, em particular da bursa de Fabricius. Nos casos agudos, a presença de lesões bursais permite o diagnóstico de DII. Nos casos subclínicos, uma atrofia da bursa pode ser confundida com outras doenças, como a doença de Marek ou a anemia infecciosa.

Diagnóstico histológico

O diagnóstico histológico baseia-se na deteção de alterações ocorridas na bursa. A capacidade de causar lesões histológicas nos órgãos linfóides não bursais, como o timo, o baço ou a medula óssea, foi referida como uma caraterística potencial das estirpes hipervirulentas do IBDV. A abordagem histológica tem a vantagem de permitir o diagnóstico tanto da forma aguda como da forma crónica ou subclínica da doença.

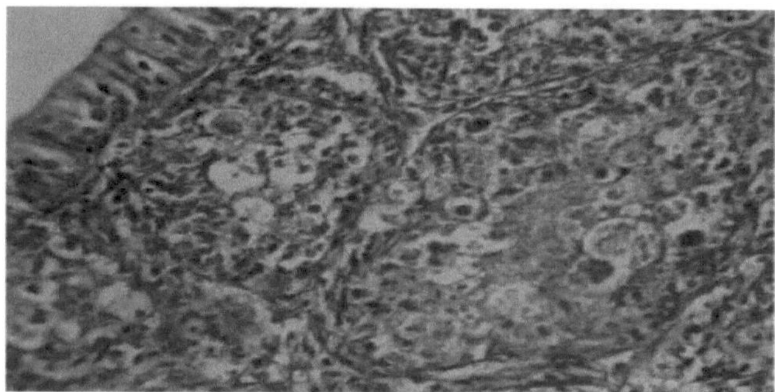

Figura6- A bursa de Fabricius da ave mostrava uma área de necrose na bursa doença (1000)

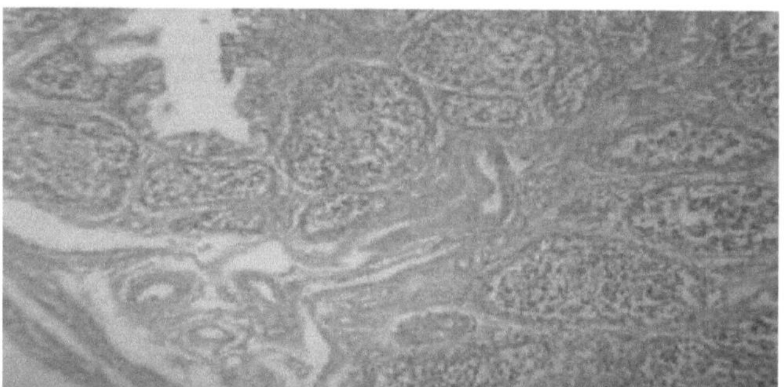

Figura7- Área edematosa interfolicular e depleção linfática na bursa de fabricious (x 100)

Estudo serológico:
- ELISA
- CFT
- AGD e depois subtipagem por teste VN.
- Outras serologias - teste de gordura, teste de imunoperoxidase.
-

Testes para IBD Teste	Espécime necessário	O teste detecta	Tempo a partir da amostra do recibo ao resultado
Isolamento do vírus e identificação	bursa	Vírus da IBD	3-4 dias
Testes patogenicidade	de bursa fresca	taxa de mortalidade nos SPF galinhas	3-5 dias
ELISA policlonal	soro	anticorpo para qualquer IBD vírus	24 horas
competitivo	soro	anticorpo contra o vírus da IBD	24 horas
ELISA	bursa	Vírus da IBD,	24 horas
PCR em tempo real	bursa	ARN viral e sequência específica do vírus da IBD	24 horas
PCR e gene sequenciação	tecidos vírus isolar	ARN viral marcadores virulência	2 dias de 3 dias

DIAGNÓSTICO DIFERENCIAL:

Outras doenças e afecções que podem apresentar sinais clínicos ou lesões semelhantes

às da DII são apresentadas de seguida:

- Bronquite infecciosa (renal);

- Doença de Newcastle

- Coccidiose aguda

- Bronquite infecciosa

- Doença de Marek

- Gripe aviária

- Stress, privação de água e intoxicação

- Síndrome hemorrágico devido a intoxicação por medicamentos à base de sulfa ou outras causas

- Criptosporidiose da bursa (raro); Coccidiose; Síndrome hemorrágico

PREVENÇÃO E CONTROLO

Devem ser tomadas as seguintes medidas para a prevenção e o controlo da DII:

- Obter pintos/polhetas com bons níveis de anticorpos de origem materna (MDA) de um criador/acolhedor estabelecido;

- Assegurar-se de que o criador pode dar uma ideia do nível de MDA, de modo a que o momento da primeira vacina viva possa ser adaptado com exatidão,

- Aplicar uma política de "tudo dentro, tudo fora" entre os lotes de aves;

- Manter um elevado nível de higiene, nomeadamente no que respeita à desinfeção entre lotes;

- Armazenar o estrume de aves durante, pelo menos, 3 meses antes de o espalhar;

- Não espalhar estrume em terrenos utilizados para aves de capoeira;

- Proteger os montes de estrume da vida selvagem.

- A vacinação é o método mais eficaz de controlo, quer através do aumento da MDA nos progenitores, quer através da imunidade ativa por meio da vacinação direta dos pintos.

- A política de vacinação contra a doença de Gumboro tende a variar consoante a área e o grau de desafio. No entanto, todos se esforçam por fornecer proteção passiva ao pinto para incubação, seguida de imunização ativa e de uma série de reforços em bandos de poedeiras e reprodutoras

• As vacinas vivas são normalmente administradas através da água de beber ou de gotas para os olhos aos pintos com 12-21 dias. Saif (1998) refere-se a dados não publicados que lançam algumas dúvidas sobre esta prática controversa. Pode ser utilizada uma vacina viva às 4-10 semanas, seguida de uma vacina inactivada com adjuvante de óleo, aproximadamente às 16 semanas, nas aves progenitoras, a fim de atingir níveis elevados de MDA. A vacinação repetida de pintos é praticada em alguns bandos para contrariar os níveis decrescentes de MDA. É importante que a vacinação dos pintos seja efectuada quando os níveis de MDA são baixos, de modo a evitar que o MDA neutralize o efeito da vacina.

• A remoção do vírus de locais contaminados pode ser difícil, uma vez que são excretadas grandes quantidades e o vírus é estável. Uma política de alojamento total, associada a uma desinfeção rigorosa com formaldeído e iodóforos, pode revelar-se eficaz na redução dos níveis de desafio e no aumento do impacto da vacinação.

• A propagação da doença tem sido associada à utilização de estrume infetado nos campos contíguos às instalações das aves de capoeira. Por conseguinte, é aconselhável colocar o estrume das aves de capoeira longe dos galinheiros e armazená-lo durante mais de 3 meses. A proteção dos montes de estrume da fauna selvagem também pode ser desejável para controlar a infeção. Os surtos de epidemias virulentas recentes de IBD espalharam-se rapidamente através de camas retiradas de galinheiros infectados. Existem diretrizes do MAFF e do Departamento relativas ao manuseamento do estrume.

• Podem ser efectuadas análises de sangue de rotina para avaliar o estado imunitário dos bandos.

• A vacinação peri-focal pode não ser eficaz no combate a um surto, devido à rapidez da propagação do vírus selvagem da febre aftosa.

• A imunidade passiva pode proteger contra o desafio com IBDV homólogo, tal como a infeção anterior com estirpes homólogas virulentas. Os bandos de reprodutores podem ser imunizados contra a IBD de modo a transferirem anticorpos protectores para os seus descendentes, tais como pintos de frangos e frangas. As estirpes vacinais pouco atenuadas podem causar lesões na bursa de Fabricius e imunossupressão em pintos susceptíveis. Biossegurança com restrição adequada à visita à exploração e distanciamento de outros bandos. As medidas de higiene pós-surto podem não ser eficazes, uma vez que o vírus pode sobreviver durante longos períodos tanto no alojamento como na água.

Programa de erradicação da IBD
1.   Acabar com a circulação de animais e produtos de origem animal.
2.   Abate de aves infectadas e de animais com contacto conhecido.
3.   Queimar a carcaça.
4.   Efetuar a vacinação.
5.   Desinfeção dos veículos que abandonam a zona infetada.
6.   Informar e educar a comunidade.

CAPÍTULO 3
REVISÃO DA LITERATURA

Allan *et al.*, (1972); Faragher *et al.*, *(1974)*; Tanimura *et al.*, (1995) demonstraram que a atrofia deste órgão pode ser induzida com pouca ou nenhuma inflamação. Uma prática e uma estratégia de vacinação bem sucedidas requerem uma seleção adequada da vacina e um bom plano de vacinação em frangos de carne. Apesar da utilização extensiva de vacinas vivas contra a IBD na indústria iraniana de frangos de carne, a IBD continua a causar grandes perdas económicas e tem sido incriminada em muitas incidências de mortalidade elevada na indústria.

Al-Mayah *et al.*, (2009) efectuaram um estudo importante. Este estudo foi concebido para investigar as alterações histopatológicas da bursa de Fabricius (BF) em frangos de carne e pintos locais após a vacinação com dois tipos de vacinas contra a doença infecciosa da bursa (IBD). Oitenta frangos de carne Hubbard e cem pintos locais, com um dia de idade, foram criados em cama de chão durante 35 dias. Foram divididos em seis grupos, A, B e C para os frangos de carne e D, E e F para os pintos locais. Os pintos dos grupos A e D foram vacinados com uma vacina de tipo intermédio (Bursine ® -2) ao 14º dia, enquanto os grupos B e E foram vacinados com uma vacina de tipo intermédio-plus (Bursine ® plus) também ao 14º dia (Fort Dodge Animal Health, Fort Dodge, Iowa, EUA). Os pintos dos grupos C e F serviram de controlo. Para o exame histopatológico da bursa, foram sacrificados cinco pintos dos grupos A, B, D e E aos 21º, 28º e 35º dias e aos 1º, 7º, 14º, 28º e 35º dias dos grupos de controlo C e F. As lesões histopatológicas neste estudo foram classificadas de 0 a 6 com base na presença de alterações degenerativas, necrose, atrofia folicular na bursa de Fabricius e na percentagem de folículos linfóides alterados. O presente estudo revelou que a vacina intermédia mais patogénica (intermédia-plus) causou lesões graves da bursa de Fabricius nos pintos locais vacinados. Este facto pode ser explicado pelo menor grau de atenuação deste tipo de vacina e pode também estar relacionado com a falta de anticorpos derivados da mãe nestes pintos. Aparentemente, não se verificam alterações na bursa dos grupos de controlo.

Benton *et al.,* (1967); Tanimura *et al., (*1995) sugeriram que podem ocorrer danos na bursa com uma resposta inflamatória grave, como a descrita para as estirpes padrão do IBDV.

Biswas *et al.*, (2005); Biswas *et al.*, (2008) relataram que a IBD em pintos de "Sonali" (RIR X Fayoumi) ou "Fayoumi" criados em sistema de semi-enxame nas áreas PLDP (Participatory Livestock Development Project) e SLDP-2 (Smallholder Livestock Development Project-2) do Bangladesh. Nesses relatórios, o autor sugeriu também que os pintos indígenas eram resistentes à IBD.

Bumstead *et al.,* (1993) observaram uma pontuação de cerca de 3 para a estirpe europeia altamente virulenta (CS 89) numa escala de 0-5.

Chowdhury *et al.,* (1996); Islam *et al., (1997);* Hoque *et al.,* (2001) verificaram que o IBDV é um agente altamente infecioso que pode causar 80% de mortalidade em surtos no terreno.

Cursiefen *et al.*, (1979) verificaram que a estirpe Cu-1 do serótipo 1 do IBDV, adaptada a culturas de tecidos, se propagava em células CE.

Di Fabio *et al.,* (1999) a,b mostraram que os primeiros casos de v.v. IBDV foram descritos no Brasil no final da década de 1990. Simon & Ishizuka (2000) relataram que a alta mortalidade devido ao v.v.IBDV foi suspeitada desde 1995 na cidade de Jacutinga, província de Minas Gerais.

Dobos *et al.* (1995) referiram que a IBD é causada pela família Birnaviridae, designada por vírus da doença infecciosa da bursa (IBDV), tendo sido reconhecidos dois serotipos (serotipo 1 e 2) que infectam naturalmente as galinhas.

Fernandez-Arias *et al.*, (1997) demonstraram que a morte celular apoptótica era induzida pela proteína estrutural VP2 em células de mamíferos, mas não em células CE. Uma estirpe mutante do IBDV com delecção da VP5 induziu a apoptose num número reduzido de células CE infectadas, em comparação com a estirpe parental; esta estirpe mutante replicou-se mais lentamente do que a estirpe parental.

Giambron e Clay, (1986) compararam quatro vacinas vivas comerciais contra a IBD quanto à sua imunogenicidade, estabilidade e patogenicidade e concluíram que as vacinas mais intermédias parecem ser as vacinas de eleição nos bandos de frangos comerciais, uma vez que são mais eficazes.

Hassan *et al.*, (2002) sugeriram que, no caso das aves Fayoumi, a taxa de mortalidade foi de 47%. Neste contexto, o presente estudo teve por objetivo estudar a suscetibilidade comparativa dos pintos Fayoumi, indígenas e WLH à infeção experimental induzida com o vírus da doença infecciosa da bursa (IBDV), observar as lesões microscópicas produzidas pelo vírus nos tecidos linfóides (bursa, baço, timo e amígdalas cecais) e medir a intensidade da resposta imunitária (com base no teste ELISA indireto) produzida contra o IBDV nos pintos das três raças induzidos pelo vírus.

Henry *et al.*, (1980); Faragher *et al.*, (1972); Okoye e Uzoukwo, (1982); Fadly e

Nazerian (1983); Lukert e Saif (1991) mostraram que o quadro histopatológico das bursas edematosas e hemorrágicas recolhidas na fase aguda era semelhante ao descrito por vários trabalhadores.

Inoue *et al.* (1994) sugeriram que a estirpe de IBDV mutante com deleção da VP5 indicava uma correlação entre a replicação do vírus e a apoptose nas células do BF. Verifica-se o envolvimento de mecanismos indirectos, uma vez que a apoptose foi observada em células T do timo de galinhas infectadas, enquanto os antigénios do IBDV foram encontrados principalmente em células B ou em células reticulares.

Ismail *et al.*, (1987) observaram uma pontuação bursal de 2,8 e 4,0 no 3º dia e de 4,0 e 4,0 no PI de 14 dias com IM-IBDV (serotipo 1) e VA-IBDV (variante do serotipo 1), indicando uma atrofia bursal rápida produzida por vírus IBD variantes numa escala de 0-4.

Ito *et al.* (1990), no Brasil, mudaram a ideia de que a infeção por IBDV associada à imunossupressão e à síndrome associada eram controladas pela aplicação de estirpes vacinais ligeiras ou intermédias em frangos de carne e poedeiras jovens. Os tipos "quentes" de vacinas foram usados no Brasil de 1990 até aproximadamente 1996, apesar da ausência de qualquer descrição da ocorrência do v. IBDV. Um único registo foi feito por alguns veterinários de campo que encontraram a bursa hemorrágica de Fabricius em galinhas com imunossupressão presumida.

Jackwood *et al.*, (1987) distinguiram seis subtipos entre 13 estirpes do serótipo 1 do IBDV testadas. Os frangos infectados imediatamente após a eclosão desenvolvem uma relação antigénica entre os diferentes vírus da IBD, calculada com base nos títulos de neutralização obtidos com anti-soros heterólogos e homólogos do IBDV. Os vírus da

IBD são testados num ensaio ELISA contra um painel de anticorpos monoclonais (MCA) dirigidos a epítopos virais específicos definidos. Os vírus são então classificados de acordo com o respetivo padrão de MCA. As amostras bursais podem ser diretamente analisadas para detetar a presença de IBDV utilizando a técnica AC-ELISA.

Jackwood et al., (1997) identificaram seis grupos moleculares. As estirpes de IBDV dentro de um grupo estão relacionadas por ascendência. Com base nos diferentes padrões de fragmentos, os vírus IBD são identificados e colocados em grupos moleculares. As galinhas são os únicos hospedeiros conhecidos que desenvolvem doença clínica e lesões distintas após a exposição ao IBDV. A via mais provável de infeção é a ingestão oral de fezes contaminadas ou de outro material orgânico contaminado.

Kaufer & Weiss, (1980); Becht & Muller, (1991) & Burkhardt & Muller, (1987) elaboraram que a imunossupressão na IBD resulta numa maior suscetibilidade a infecções oportunistas, num crescimento deficiente e no insucesso da vacinação. As formas agudas e imunossupressoras da doença têm um grande impacto económico na indústria avícola mundial. (As células linfóides da bursa de Fabricius (BF) são as células-alvo do IBDV. A infeção resulta na depleção linfoide e na destruição da BF como caraterística predominante da patogénese da doença infecciosa da bursa. Para além da necrose, foi também registada uma atrofia acentuada do tecido bursal infetado sem uma resposta inflamatória grave. Isto sugere o envolvimento de processos apoptóticos na patogénese da doença.

Lange et al. (1987) demonstraram que não se observou mortalidade após a infeção intrabursal de frangos com Cu-1. Neste caso, no entanto, a replicação do vírus resulta na destruição do tecido linfoide no BF, tendo sido registados sinais clínicos em frangos infectados. A investigação de células CE infectadas com IBDV e de células no BF de frangos infectados com IBDV ao nível de uma única célula deverá ajudar a elucidar o significado da apoptose na patogénese da infeção por IBDV.

Lasher & Shane, (1994) demonstraram que a doença de Gumboro ou doença infecciosa da bursa (IBD) foi descrita pela primeira vez no início de 1960. A ocorrência da IBD foi descrita em muitos países após este relatório. A ocorrência de muitas estirpes do vírus da IBD (IBDV) com patogenicidade baixa a moderada, incapaz de causar a mortalidade de frangos isentos de agentes patogénicos específicos (SPF), foi descrita em frangos até à década de 1980, de acordo com Lasher & Shane (1994). As estirpes virulentas de IBDV (IBDV) consideradas como um tipo clássico de IBDV (estirpe 52/70 ou Fargher), capazes de induzir 10 a 15% de mortalidade em frangos SPF inoculados, apareceram no Reino Unido em 1970. Ocorrência de estirpes muito virulentas de IBDV (IBDV) que provocam uma mortalidade elevada em frangos SPF foi registada em muitos países europeus (DV 86, 89163, 849 VB, K 357/88, etc.) depois de 1986. Simultaneamente, surgiram nos EUA estirpes variantes do IBDV (var. IBDV) com patogenicidade baixa a moderada.

Lukert e Saif et al. (1997) mostraram que, entre os frangos, a raça White Leghorn (WLH) foi considerada a mais suscetível à IBD.

McFerran *et al.* (1994) demonstraram que, no entanto, apenas as estirpes de IBD pertencentes ao serótipo 1 são consideradas patogénicas.

Mundt *et al.* (1995) descobriram que um segundo quadro de leitura aberta codifica a pequena proteína não estrutural VP5, de função desconhecida. O segmento B codifica a polimerase do vírus, VP1. A infeção de frangos com 3 a 6 semanas de idade pelo IBDV provoca uma doença aguda (doença de Gumboro), caracterizada por elevada morbilidade e mortalidade. Nas galinhas sobreviventes, observa-se também uma imunodeficiência resultante da depleção de linfócitos B.

Mu$ller *et al.*, (1979); Kibenge *et al.*, (1988) descobriram que o IBDV é um capsídeo icosaédrico, não envelopado, com um diâmetro de 60 nm, que contém dois segmentos (A e B) de ARN de cadeia dupla (ds).

Nick *et al.*,(1976); Zierenberg *et al.*,(2000) sugeriram que a estirpe Cu-1 do serótipo 1 do IBDV utilizada nas experiências é uma variante adaptada à cultura de tecidos da estirpe de tipo selvagem Cu-1wt. Verificaram que as infecções de frangos susceptíveis com Cu-1wt estão associadas a elevadas taxas de mortalidade.

Nieper *et al.*, (1999) elaboraram a apoptose em células do BF.

Okoye *et al.,* (1990) referiram que as galinhas indígenas também podem ser infectadas experimentalmente com IBD. Se se verificar que as aves indígenas são susceptíveis à IBD, existe a possibilidade de disseminação da IBD na nossa população de galinhas de quintal. Por outro lado, se as aves indígenas forem resistentes à IBD, podem ser efectuados mais estudos para integrar o gene de resistência das aves indígenas em aves com maior produção de ovos.

Rautenschlein *et al.,* (2003) compararam a imunopatogénese de estirpes ligeiras, intermédias e virulentas de IBDV clássicos e demonstraram que a estirpe mais virulenta induziu os danos mais proeminentes na bursa e uma supressão significativa da resposta mitogénica e que as vacinas ligeiras não induziram lesões detectáveis na bursa. Os objectivos do presente estudo foram determinar a imunogenicidade e a patogenicidade de quatro vacinas vivas intermédias disponíveis no mercado, administradas a frangos SPF com 16 dias de idade.

Sharma *et al.*, (1993) var. mostraram que os IBDVs causam atrofia da bursa de Fabricius na ausência de uma resposta inflamatória clara, enquanto os IBDVs clássicos induzem uma reação inflamatória aguda no tecido bursal.

Sanchez & Rodriguez,(1999); Birghan *et al.*,(2000) demonstraram que o Segmento A codifica uma poliproteína que é transformada nas principais proteínas estruturais VP2 e VP3 e na VP4, uma protease codificada pelo vírus que partilha uma série de caraterísticas com as proteases Lon bacterianas.

Sivanandan & Maheswaran, (1980); Muller (1986) demonstraram que o IBDV é um agente patogénico linfotrópico com uma predileção especial por células em diferenciação na bursa de Fabricius.

Snyder *et al.* (1988) demonstraram que as estirpes clássicas de IBD apresentaram resultados positivos para os MCA R63 e B69. As estirpes variantes da IBD não apresentaram resultados positivos ao MCA B69, o que indica uma mudança antigénica importante. O quadro seguinte ilustra a caraterização antigénica de certos tipos conhecidos de vírus da IBD em relação a um painel de AMC.

Tanimura & Sharma, (1998) investigaram secções seriadas de BF infectados com IBDV e demonstraram células apoptóticas não só em folículos bursais com antigénio positivo mas também com antigénio negativo. Os mecanismos da apoptose induzida pelo IBDV permanecem desconhecidos. Neste estudo, foi utilizada uma técnica de marcação dupla para a deteção simultânea de células contendo antigénios virais e células apoptóticas.

Tham & Moon, (1996) descreveram que a morte celular apoptótica também foi observada *in vitro* em células Vero infectadas com IBDV e em células de embrião de galinha (CE).

Van den Berg *et al.,* (1991) observaram uma pontuação de lesão bursal de 3-4 numa escala de 0-5 pela estirpe belga altamente virulenta 849 VB.

Vasconcelos & Lam, (1994) sugeriram que foi registada a indução de apoptose em linfócitos do sangue periférico de galinhas infectadas com IBDV.

Vasconcelos & Lam, (1995); Lam et al., (1997); Ojeda *et al.,* (1997); Tanimura & Sharma, (1998); Nieper *et al.,* (1999) mostraram que a infeção por IBDV de frangos susceptíveis resultou na indução de apoptose de células na bursa e no timo. Suspeita-se que duas proteínas virais desempenham um papel na indução da apoptose.

Yao *et al.,* (1998) mostraram que a estirpe mutante do IBDV com delecção da VP5 replicava-se mais lentamente do que a estirpe parental.

CAPÍTULO 4
MATERIAIS E MÉTODOS
Área de estudo:

O estudo foi efectuado em 6 Upazillas, nomeadamente Fulpur, Nandile, Isorgonj, Gouripur, Muktacha e Gouripur, no distrito de Mymensingh.

Período de estudo:

Este estudo foi realizado de janeiro a dezembro de 2014 em seis Upazillas do distrito de Mymensingh. Foram efectuadas várias visitas durante este período para recolher os dados necessários nos hospitais veterinários.

Método de recolha de dados:

Os dados foram recolhidos do registo de pacientes dos hospitais veterinários de Upazillas (seis) no distrito de Mymensingh. A prevalência de DII foi calculada a partir dos dados recolhidos, tanto nos frangos de carne como nas poedeiras.

Desenho do estudo:

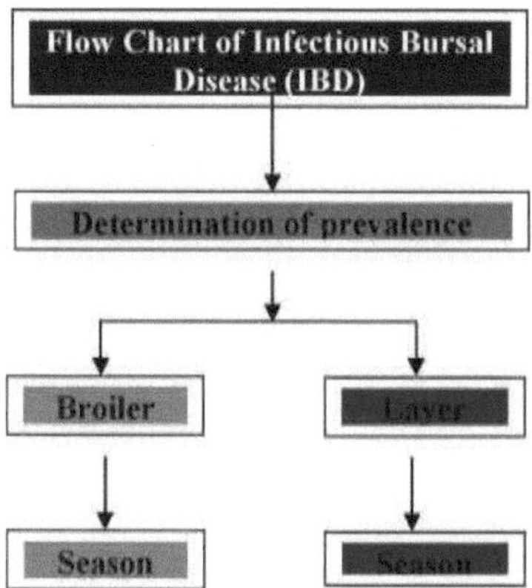

CAPÍTULO 5
RESULTADO

Quadro 2- Prevalência da doença infecciosa bursal dos frangos de carne

Meses	N.º de frangos de carne examinada	N.º de frangos de carne afetado	% de prevalência
janeiro	470	3	0.64
fevereiro	500	8	1.60
março	394	4	1.02
abril	511	5	0.98
maio	400	3	0.75
junho	482	3	0.62
julho	450	10	2.22
agosto	635	12	1.89
setembro	504	7	1.39
outubro	515	4	0.78
novembro	434	7	1.61
dezembro	572	7	1.22
Global	5867	73	1.24

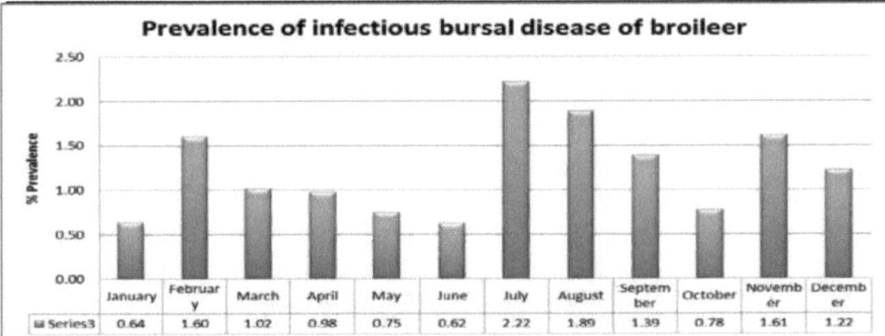

Figura 9- Representação gráfica da IBD dos frangos de carne

A partir dos dados acima referidos, foram examinados 5867 frangos de carne em 6 províncias dos distritos de Mymensingh durante o período de janeiro a dezembro e, entre os frangos examinados, 73 estavam afectados pela DII. A percentagem mais elevada de prevalência foi registada em julho (1,89%) e agosto (2,22%).

Quadro 3 - Percentagem de prevalência de IBD em frangos de carne de acordo com a estação do ano.

Estações do ano	N.º de frangos de carne Examinado	N.º de frangos de carne Afectados	%de prevalência
inverno (Nov-Fev)	1976	25	1.27
verão (março-junho)	1787	15	0.84
Épocas de chuva (julho-Out)	5274	36	1.40

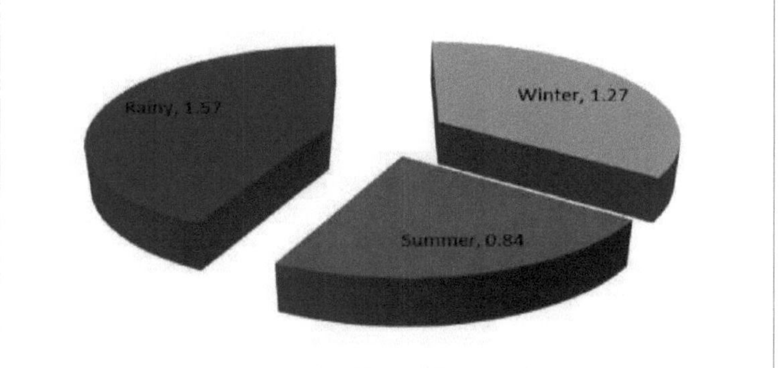

Figura10- Gráfico de pizza da prevalência sazonal de IBD em frangos de carne.

O maior número de frangos de carne foi examinado durante a estação das chuvas (julho-outubro) com uma prevalência mais elevada de 1,**40%** e a mais baixa na estação do verão (novembro-fevereiro) - 0,**84%**. A prevalência média foi de 1,24 ao longo do ano (quadro 3; figura 10).

Quadro 4- Prevalência da doença infecciosa bursal da poedeira

Meses	N.º de examinada	camada N.º de afetado	camada % de prevalência
janeiro	310	2	0.65
fevereiro	340	3	0.88
março	231	2	0.87
abril	213	2	0.94
maio	490	5	0.102
junho	297	2	0.67
julho	430	5	1.16
agosto	315	4	1.27
setembro	486	3	0.62
outubro	240	1	0.42
novembro	416	5	1.20
dezembro	426	3	0.70
Em geral	4194	37	0.88

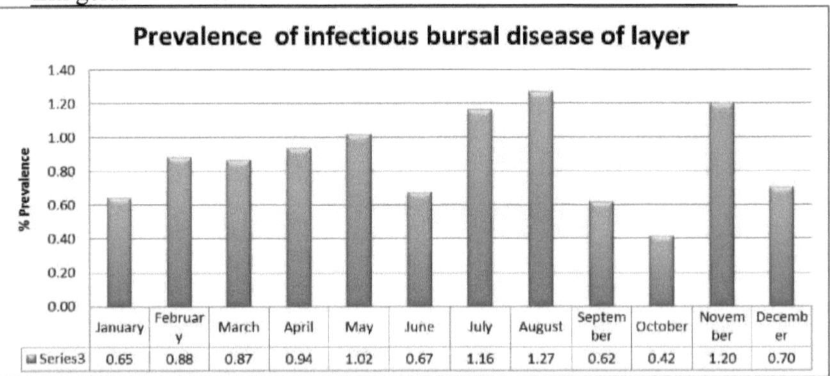

Figura 11- Representação gráfica da IBD em aves poedeiras.
Foi examinado um total de 4194 camadas em 6 províncias do distrito de Mymensingh ao longo de 12
mês. Entre as camadas examinadas, 37 eram afectadas por DII. A percentagem mais elevada de prevalência foi encontrada em julho e agosto, 1,16 e 1,27% respetivamente (tabela 4; figura 11).

Quadro 5- Prevalência % de IBD da poedeira de acordo com a estação do ano.

Estações do ano	Não. de Examinado	camada N.º de Afectados	camada % de prevalência
inverno (Nov-Fev)	1472	13	0.87
verão (março-junho)	1231	9	0.73
Épocas de chuva (julho-Out)	1471	13	0.88

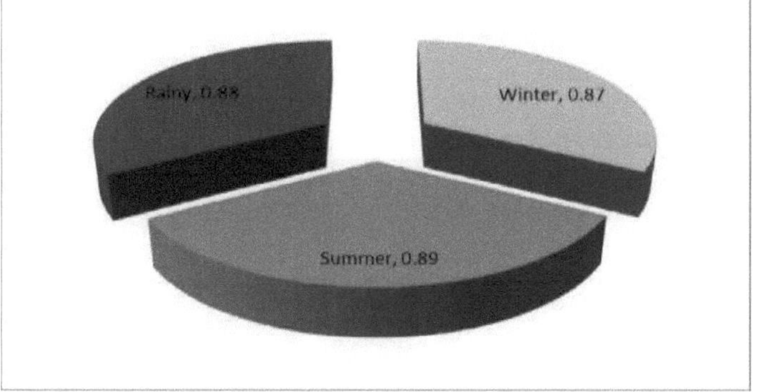

Figura12- Gráfico de pizza da prevalência sazonal da DII da camada
A prevalência média foi de 0,88 em todo o ano. Mas a prevalência foi mais elevada na

estação das chuvas (julho-outubro) e mais baixa na estação do verão (março-junho)

(quadro 7; figura 12).

CAPÍTULO 6
FALHA DE VACINAÇÃO DA DOENÇA INFECCIOSA DA BURSA:

As vacinas são utilizadas para prevenir ou reduzir os problemas que podem ocorrer quando um bando de aves de capoeira é exposto a organismos patogénicos. As vacinas devem ser encaradas como um seguro. Tal como existe um preço a pagar pela proteção contra uma ameaça potencial. Os custos incluem o preço da vacina, o tempo gasto na elaboração do calendário de vacinação e na administração das vacinas, e as perdas devidas às reacções vacinais provocadas pelas vacinas vivas e aos danos localizados nos tecidos provocados pelas injecções de vacinas mortas.

Tal como acontece com os seguros, se o risco de uma determinada doença for baixo na zona, não faz muito sentido vacinar contra essa doença, uma vez que os custos podem ser superiores aos benefícios. Uma vez tomada a decisão de vacinar, há que ter em conta muitos factores para garantir o êxito da vacinação.

São descritos a seguir dois tipos de vacinas:

Vacina viva

Uma vacina de tipo vivo para aves de capoeira contém um vírus ou uma bactéria que deve infetar a galinha e multiplicar-se no seu organismo para produzir imunidade, de preferência com uma reação mínima. A multiplicação do vírus na galinha é necessária, uma vez que apenas são administradas à ave quantidades relativamente pequenas de vírus. Ao multiplicar-se na galinha, o sistema imunitário da galinha reconhece maiores quantidades de vírus, o que resulta numa resposta imunitária reforçada.

As vantagens das vacinas de tipo vivo são as seguintes

Facilidade de administração, baixo preço, rápido início da imunidade e um âmbito de proteção mais vasto, uma vez que as galinhas são expostas a todas as fases de replicação do vírus As desvantagens são:

Problemas com a aplicação uniforme da vacina, reacções vacinais excessivas, propagação indesejada do vírus da vacina para aviários vizinhos e requisitos extremos de manuseamento necessários para manter a viabilidade do organismo vacinal.

Vacina morta:

Uma vacina de tipo morto para aves de capoeira é preparada a partir de bactérias ou vírus que foram inactivados e processados, pelo que não se propagam de ave para ave, e requer uma injeção individual. As vacinas mortas são geralmente combinadas com um adjuvante, como hidróxido de alumínio ou óleo. Os adjuvantes melhoram a resposta imunitária aumentando a estabilidade da vacina no organismo, o que estimula o sistema imunitário durante um período de tempo mais longo.

As vantagens das vacinas de tipo morto são

garantia de administração de uma dose uniforme (as aves são injectadas individualmente), segurança (o organismo foi inactivado), desenvolvimento de níveis uniformes de imunidade (cada ave recebe a mesma dose), ausência de possibilidade de propagação do organismo da vacina a explorações avícolas vizinhas, maior estabilidade do produto e possibilidade de escolha de uma maior variedade de estirpes de vírus. As desvantagens são:

Aumento dos custos (mão de obra e produtos), início mais lento da imunidade, espetro de proteção mais estreito e presença de danos localizados nos tecidos no local da injeção devido à reação com o adjuvante.

Causas de insucesso da vacinação:

As causas responsáveis pelo insucesso da vacinação são as seguintes

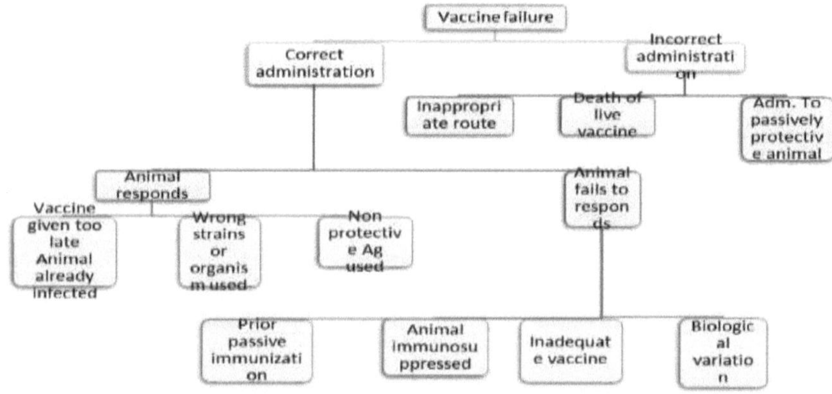

Uma falha de vacinação ocorre no caso de as galinhas não desenvolverem níveis adequados de títulos de anticorpos e/ou serem susceptíveis a um surto de doença no campo. Quando uma vacinação falha, a inclinação natural é culpar a vacina. Embora esta seja certamente uma consideração importante, existem outros factores que devem ser avaliados para determinar a causa do fracasso. Alguns desses fatores estão incluídos.

Um elevado nível de anticorpos maternos nos frangos jovens pode interferir com a multiplicação das vacinas vivas, reduzindo a quantidade de imunidade produzida. Por exemplo, se um pintainho for proveniente de uma galinha reprodutora com níveis elevados de anticorpos contra a Gumboro (doença infecciosa da bursa), o pintainho terá normalmente níveis elevados de anticorpos (maternos) durante várias semanas. Se a vacinação for tentada na presença destes anticorpos, parte do vírus da vacina será inactivado. Devido a este facto, o resultado da vacinação é reduzido.

O stress pode reduzir a capacidade da galinha de dar uma resposta imunitária. O stress pode incluir extremos ambientais (temperatura, humidade relativa), uma nutrição inadequada, parasitismo e outras doenças. As galinhas não devem ser vacinadas durante períodos de stress. Ou seja, adie a vacinação até que as aves estejam saudáveis. As vacinas vivas podem ser inactivadas devido a um manuseamento ou administração inadequados. Antes de administrar vacinas vivas, verificar e registar os números de lote e as datas de validade nos frascos. Armazenar e manusear as vacinas de acordo com as recomendações do fabricante. Quando uma vacina é reconstituída, o "relógio do tempo deve estar a marcar".

A vacina pode não conter as estirpes ou serótipos adequados do organismo necessários para estimular a imunidade protetora. Embora a vacina seja administrada corretamente e estejam presentes títulos de anticorpos uniformes e adequados, as galinhas continuam a ter a doença.

A maioria dos programas de vacinação contra a bronquite infecciosa inclui na vacina os serotipos de Massachusetts e Connecticut do vírus da bronquite infecciosa. Se as galinhas no campo forem desafiadas com os serotipos da Florida, Arkansas ou outras variantes, a doença pode ocorrer. Do mesmo modo, se estiverem presentes níveis protectores de anticorpos contra o vírus da doença infecciosa da bursa, isso não sugere que as galinhas estejam necessariamente protegidas contra a doença de Newcastle ou outras doenças.

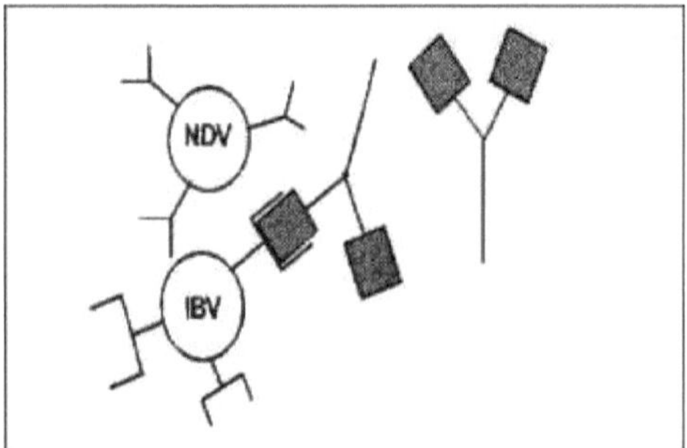

Figura 11 - Níveis de títulos de anticorpos para a doença IBD e ND.

A má distribuição da vacina viva administrada por via hídrica ou por pulverização pode resultar na "falta" de galinhas em algumas partes do galinheiro. Confiar na transmissão da vacina de ave para ave é arriscado e pode resultar em reacções excessivas do tipo "rolamento" de longa duração e imunidade retardada no bando.

As galinhas podem já estar a incubar a doença na altura da administração da vacina. Apesar da administração adequada, as aves ficam doentes porque é necessário tempo para que a produção de anticorpos comece e atinja níveis protectores. Lembre-se de que, após a primeira exposição a uma vacina de tipo vírus vivo, as imunoglobulinas G, M e A são detectadas pela primeira vez aproximadamente 4 a 5 dias após a exposição. São necessários mais dias para que os títulos atinjam níveis protectores

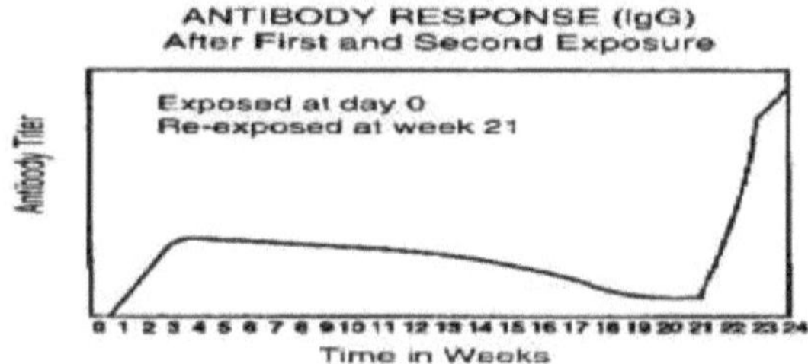

Figura12- Título de anticorpos no nível de proteção

Os frangos podem estar imunossuprimidos devido à infeção pelo vírus da doença infecciosa da bursa. O termo imunossupressão refere-se a circunstâncias em que os componentes não celulares (anticorpos) e celulares do sistema imunitário não estão a funcionar corretamente. Isto pode resultar no desenvolvimento de uma proteção limitada contra a vacinação e numa reação excessiva à vacina com morbilidade e mortalidade.

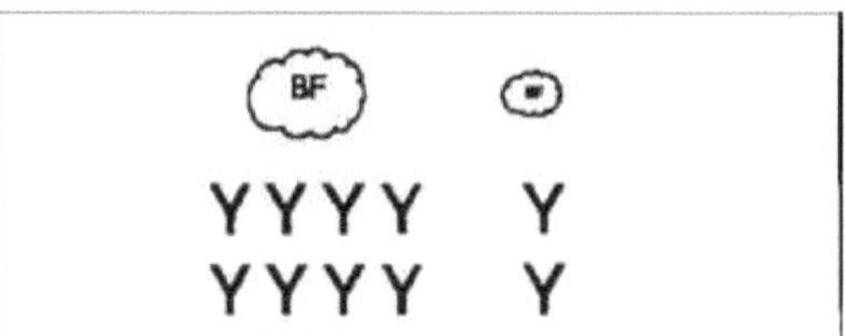

Figura 13- Diminuição da imunidade

A vacina pode ser de má qualidade (baixo título de vacina, contaminada, etc.). A indústria de fabrico de vacinas está altamente regulamentada e dispõe de um vasto controlo de qualidade interno. São raros os casos de insucesso devido a problemas com a vacina.

De vez em quando, a vacinação falha. Embora a qualidade da vacina seja normalmente culpada, há muitos outros factores que devem ser considerados. As vacinas devem ser encaradas como um seguro de vida. Da mesma forma, numa exploração avícola, o objetivo deve ser a prevenção de doenças (através de procedimentos de biossegurança eficazes). No entanto, se houver uma falha no programa de biossegurança e ocorrer um surto de doença, o programa de vacinação (seguro) precisa de ser adequado e eficaz para limitar as perdas resultantes. Uma compreensão completa das causas da falha da vacina ajudará a evitar tais perdas no futuro.

TRATAMENTO
Não existe tratamento específico. A utilização de um suplemento multivitamínico e a facilitação do acesso à água podem ajudar. A medicação antibiótica pode ser indicada se ocorrer uma infeção bacteriana secundária.

CAPÍTULO 7
RESUMO E CONCLUSÃO

A IBD é uma doença infecciosa que ainda se encontra disseminada em muitas zonas do planeta. A doença infecciosa da bursa é altamente contagiosa. Devido à natureza resistente do vírus, este persiste no ambiente do aviário, pelo que as infecções são potencialmente transmitidas de um ciclo para o ciclo seguinte.

O presente estudo foi realizado para fornecer informações fiáveis sobre a situação atual da prevalência e as alterações patológicas da doença infecciosa da bursa (IBD) em frangos de carne no distrito de Mymensingh.

A prevalência média de IBD nos frangos de carne em Fulpur upazila foi de 1,24 ao longo do ano. Mas a prevalência foi mais elevada na estação das chuvas (julho-outubro) e mais baixa na estação do verão (novembro-fevereiro).

A prevalência média de DII das poedeiras em Fulpur upazila foi de 0,88 ao longo do ano. Mas a prevalência foi mais elevada na estação das chuvas (julho-outubro) e mais baixa na estação do verão (março-junho).

O Gumboro causa enormes perdas económicas na indústria avícola. Devem ser tomadas medidas preventivas para controlar esta doença. A vacinação deve ser feita para controlar a IBD e as medidas de biossegurança e de higiene devem ser mantidas rigorosamente na exploração avícola. O insucesso da vacinação contra a IBD deve-se à presença de anticorpos maternos.

CAPÍTULO 8
REFERÊNCIAS

Allan, W.H., Faraghar, J.T. e Cullen, G.A. 1972. Immunosuppression by the infectious bursal agent in chicken immunized against Newcastle disease (Imunossupressão pelo agente infecioso bursal em galinhas imunizadas contra a doença de Newcastle). 90:511-512.

Al-Mayah, A. A. S. 2009. Efeito do óleo de peixe na resposta imunitária em pintos de carne vacinados contra a DII. Int. J. Poult. Sci., 8(12): 1156-1161.

Al- Sereah, B. 2007. Estudo do efeito da revacinação contra a DII na resposta imunitária e na

Histological Changes of Bursa Fabricius of Broiler Chicks. Dissertação de Mestrado, Faculdade de Medicina Veterinária, Universidade de Basrah, Basrah, Iraque. p: 51.

A.k.M. Saifuddin;Dr.Muraduzzaman,ConciseVeterinaryn Information guia,96(vacinação

Benton, W.J., Cover, M.S. e Rosenberger, J.K. 1967. Estudo sobre a transmissão da doença infecciosa

agente bursal das galinhas. Avian Diseases 11:430-438.

Biswas PK, Biswas D, Ahmed S, Rahman A e Debnath NC. 2005. Um estudo longitudinal da

incidência das principais doenças endémicas e epidémicas que afectam os frangos de carne criados em regime de semi-cativeiro

nas zonas do Projeto de Desenvolvimento Pecuário Participativo no Bangladesh. Avian Pathology. 34: 303-312.

Birghan, C., Mundt, E. & Gorbalenya, A. E. 2000. Uma proteinase Lon não canónica sem o

O domínio ATPase utiliza a díade catalítica Ser-Lys para exercer um amplo controlo sobre o ciclo de vida de uma

vírus de ARN de cadeia dupla. EMBO J 19, 114-123.

Biswas PK, Uddin G.M N, Barua H, Roy K, Biswas D, Ahad A e Debnath NC. 2008. Capacidade de sobrevivência

e causas da perda de pintos de galinhas reprodutoras em agregados familiares de pequenos agricultores em

Bangladesh. Preventiva

Medicina Veterinária. 83: 260-271.

Bumstead N, Reece R L and. Cook J K A. 1993.Genetic differences in susceptibility ofchicken lines

à infeção pelo vírus da doença infecciosa da bursa. Poultry Science 72 :403 -10.

Burkhardt, E. & Mu$ ller, H. 1987. Suscetibilidade dos linfoblastos e monócitos do sangue de galinha a

vírus da doença infecciosa da bursa (IBDV). Archives of Virology 94, 297±303.

Cheville NF. 1967. Estudos sobre a patogénese da doença de Gumboro na bursa de Fabricius, baço

e timo da galinha. American Journal Pathology, 51:527.

Chowdhury EH, Islam MR, Das PM, Dewan ML e Khan MSR. 1996. Infeção aguda da bursa

doença em frangos: observação patológica e isolamento do vírus. Jornal asiáticoaustraliano de animais

Ciência. 9: 465-469.

CHETTELE, N., STUART, J.C., E WYETH, P. J., 1989. Quebra de

doença infecciosa bursal virulenta em East Anglia. Poultry Abst {prevalência

Cursiefen, D., Ka$ ufer, I. & Becht, H. 1979. Perda de virulência num mutante de placa

pequena do

vírus da doença infecciosa da bursa. Archives of Virology 59, 39±46.

Davis V. & Boyle J.A. 1990. Sondas aleatórias de cDNA para o vírus da doença

infecciosa da bursa. Avian Dis., 34,

329-335.

Di Fabio J, Castro AG, Gardin Y, Rossini LI, Toquin D, Eterradossi N. 1999. DII muito

virulenta

se propaga para a América do Sul. World Poultry 15(9):88-91.

Dobos, P. 1995. A biologia molecular do vírus da necrose pancreática infecciosa

(IPNV). Annu Rev Fish

Dis 5, 25-54.

Dobos, P., Kibenge Leong, J. C., Muller, H., Mundt, E. & Nicholson, B. 2000.

Família Birnaviridae.

Em Virus Taxonomy. Seventh Report of the International Committee on Taxonomy of

Viruses, pp.

481-490.

El-Manakhly, E. M. e Bekheit, A. B. 1992. A patologia de frangos de carne infectados

experimentalmente com

vírus da doença bursal infecciosa e vacinação contra a doença de Newcastle. Egito.

J. Comp. Pathol.

Clin. Pathgol. 5(1): 55-64.
Ezeokoli, C. D; Jtyondo, E. A.; Nwannenna, A. e Umoh, J.U. 1990. Imunossupressão

e

Alterações histopatológicas na bursa de Fabricius associadas à doença infecciosa da

bursa

vacinação em galinhas. Comp. Immunol. Microbiol. e Infect. Dis.13 (4):181- 188.

Fadly A M e Nazerian K. 1983. Patogénese da doença infecciosa da bursa em frangos

infectados com

vírus em várias idades. Avian Diseases 27 : 714 - 23.

Faragher, J.T., Alla, W.H. e Wyeth, C.J. 1974. Efeito imunossupressor do agente

infecioso da bursa

sobre a vacinação contra a doença de Newcastle. The Veterinary Record 95:385-388.

Fernandez-Arias, A., Martinez, S. & Rodriguez, J. F. 1997. A principal proteína

antigénica do vírus infecioso

O vírus da doença bursal, VP2, é um indutor de apoptose. Jornal de Virologia 71,

8014±8018.

Gelb, J., Eidson, C. S., Fletcher, O. J. & Kleven, S. H. 1979. Estudos sobre a indução

de interferão por

vírus da doença infecciosa da bursa (IBDV). I. Produção de interferão em culturas de

células de embrião de galinha

infectadas com IBDV. Avian Diseases 23, 485±492.

Giambrone, J.J., Clay, R.P. 1986. Avaliação da imunogenecidade, estabilidade, patogenicidade e

potencial imunodepressivo de quatro vacinas comerciais vivas contra a doença da infeção bursal. Aves

Ciência 65:1287-1290.

Goodwin, M. A. e Hafner, S. 1997. Proventriculite viral transmissível. In: Doenças das Aves de Capoeira,

10ª Ed. Calnek, B.W.; Barnes, H. J.; Beard, C. W.; Reid, W. M. e Yoder, Jr.

H. W. Estado do Iowa

University Press, Ames, IA. Pp: 1034-1038.

Hassan, M. K.; Al-Natour, M. Q.; Ward, L. A. e Saif, Y. M. 1996. Patogenicidade, atenuação e

imunogenicidade do vírus da doença infecciosa da bursa. Avian Dis., 40: 567-571.

Hassan MK, Afify M e Aly MM. 2002. Suscetibilidade de vacinados e não vacinados egípcios

galinhas ao vírus muito virulento da doença infecciosa da bursa. Avian Pathology. 31: 149-156.

Hedayati, A.; Nili, H., e Bahonar, A. 2005. Comparação da patogenicidade e da resposta serológica de

quatro vacinas vivas comerciais contra a doença infecciosa da bursa. Arch. Razi Ins. 59 :65 - 73.

Henry, C.W., R.N. Brewer, S. Edgar e B.W. Gray. 1980. Estudos sobre a doença infecciosa da bursa em pintos. 2. Pontuação das lesões microscópicas na bursa de E Fabricius, timo, baço e rim

em pernilongos brancos criados em bateria e em gnotobiose infectados experimentalmente com doença infecciosa da bursa

Vírus. Poultry Science, 59: 1006-1017.

Hitchner SB. Appleton GS e Cosgrove AS (1962). Avian nephrosis, Nephritis

e doença de Gumboro. N & M News Views 3: 103.

Hong, J. R., Lin, T. L., Hsu, Y. L. & Wu, J. L. 1998. A apoptose precede a necrose da linha celular com

infeção pelo vírus da necrose pancreática infecciosa. Virologia 250, 76±84.

Hoque MM, Omar AR, Chong LK e Aini I. 2001. Patogenicidade da doença infecciosa bursal Sspl-positiva

vírus da doença das aves e caraterização molecular da região hipervariável. Avian Pathology. 30: 369-380.

Hussain, I., A.N. Ahmad, M. Ashfaque, M.S. Mahmood e M. Akhtar. 2001. Propriedades patogénicas

de vacinas contra a doença infecciosa da bursa. Pakistan Vet.J., 23(4): 192-19.

Inoue, M., Fukuda, M. & Miyano, K. 1994. Lesões tímicas em galinhas infectadas com a doença infecciosa da bursa

vírus da doença. Avian Diseases 38, 839±846.

Islam MR, Chowdhury EH, Das PM e Dewan ML. 1997. Patologia da doença infecciosa aguda da bursa

em galinhas induzidas experimentalmente com um isolado muito virulento. Jornal

Indiano de

Ciência Animal. 67: 7-9.

Ismail N M, Fadly A M e Chang T S. 1987. Efeito do número de células bursais na

patogénese de

doença infecciosa da bursa em galinhas. Avian Diseases 31 : 546 - 55.

Ito NMK, Noronha AMB, Dagli MLZ, Gaviolle MC, Rossini LI, Matsuguma LK.

1990. Infecioso

Doença da Bursa: relato de caso. Revista Brasileira de Pesquisa Veterinária Ciência

Animal, 27(1):99-110.

Ivanyi, J. e R. Morris, 1976. Imunodeficiência nos pintos. iv. Um estudo imunológico

de

doença infecciosa da bursa. Clinical and Experimental Immunolology, 23: 154165.

Jackwood D.H. & Saif Y.M. 1987. Diversidade antigénica dos vírus da doença

infecciosa da bursa. Avian Dis.,

31, 766-770.

Jackwood D.J. 1990. Desenvolvimento e caraterização de sondas de ácido nucleico

para a doença infecciosa da bursa

vírus da doença. Vet. Microbiol, 24, 253-260.

Jackwood D.J. & Jackwood R.J. 1997. Identificação molecular de doenças infecciosas
vírus da doença bursal

estirpes. Avian Dis., 41, 97-104.

Kaufer, I. e E. Weiss, 1976. Estudos com microscópio eletrónico sobre a patogénese

da doença infecciosa da bursa

doença após a aplicação intrabursal do vírus causal. Avian Disease, 20: 483495.

Kibler, K. V., Shors, T., Perkins, K. B., Zeman, C. C., Banaszak, M. P., Biesterfeldt, J., Langland, J.

O. & Jacobs, B. L. 1997. O RNA de fita dupla é um gatilho para a apoptose em vaccinia virus-infected

ells. Journal of Virology 71, 1992±2003.

Kibenge, F. S. B., Dhillon, A. S. & Russell, R. G. 1988. Bioquímica e imunologia de doenças infecciosas

vírus da doença bursal. J Gen Virol 69, 1757-1775.

Kaufer & Weiss, E., I. 1980. Signi®cância da bursa de Fabricius como órgão-alvo na doença infecciosa bursal

doença das galinhas. Infeção e Imunidade 27, 364±367.

Lam, K. M. 1997. Evidência morfológica de apoptose em galinhas infectadas com com doença infecciosa da bursa

vírus da doença. Journal of Comparative Pathology 116, 367±377.

Lange, H., Muller, H., Kaufer, I. & Becht, H. 1987. Propriedades patogénicas e estruturais do tipo selvagem

vírus da doença infecciosa da bursa (IBDV) e vírus cultivados in vitro. Archives of Virology 92, 187±196.

Lasher H.N. & Shane S.M. 1994. Infectious bursal disease. World's Poult. Sci., 50, 133-166.

Lin Z., Kato A., Otaki Y., Nakamura T., Sasmaz E. & Ueda S. 1992. Comparações de sequências de um vírus da doença infecciosa bursal altamente virulenta prevalecente no Japão. Avian Dis, 37, 315-323.

Lukert, P.D. + e Y.M. Saif, 1997. Infectious bursal disease. Em Diseases of poultry, Eds., B.W.

Calnek, H.J. Barnes, C.W. Beard, L.R. McDougald e Y.M. Saif, 10ª ed., Lisboa, Portugal.

Universidade do Estado de Iowa

Press, Ames, pp: 271-738.
Luna LG. 1968. Manual de Métodos de Coloração Histopatológica do Instituto das Forças Armadas de

Patologia. 3rd Ed. McGraw-Hill Book Company, Londres. pp. 32-46.

McFerran JB. 1993. Infectious Bursal Disease. In Virus Infections of Birds, editado por McFerran JB,

McNulty, MS. Elsevier Science Publishers B.V, pp. 213-228.

Mundt, E., Beyer, J. & Mu\$ ller, H. 1995. Identificação de uma nova proteína viral na doença infecciosa bursal

células infectadas com o vírus da doença. Journal of General Virology 76, 437±443.

Mundt E. 1999. A infecciosidade em cultura de tecidos de diferentes estirpes do vírus da doença infecciosa da bursa é

determinada por aminoácidos distintos na VP2. J. Gen. Virol., 80, 2067-2076.

Muskett J.C., Hopkins I.G., Edwards K.R. & Thornton D.H. 1979. Comparação de dois vírus infecciosos

estirpes de vacina contra a doença bursal: Eficácia e riscos potenciais em animais susceptíveis e com imunidade materna

aves. Vet. Rec., 104, 332-334.

Muller, H., Scholtissek, C. & Becht, H. 1979. O genoma do vírus da doença infecciosa

da bursa consiste em

de dois segmentos de ARN de cadeia dupla. Journal of Virology 31, 584±589.

Muller, H. & Becht, H. 1982. Biossíntese de proteínas específicas de vírus em células

infectadas com vírus infecioso

bursal e a sua importância como elementos estruturais para vírus infecciosos e vírus

incompletos

partículas. Journal of Virology 44, 384±392.

Nick, H., Cursiefen, D. & Becht, H. 1976. Caraterísticas estruturais e de crescimento

da doença infecciosa bursal

vírus da doença. Journal of Virology 18, 227±234.

Nieper, H., Teifke, J. P., Jungmann, A., Lo$ hr, C. V. & Muller, H. 1999.

Células infectadas e apoptóticas

na bursa de Fabricius infetada com IBDV, estudada por técnicas de marcação dupla.

Patologia Aviária 28,

279±285.

Okoye, J.O.A. e M. Uzoukwu, 1990. Patogénese da doença infecciosa da bursa em

embriões de

pintos bursectomizados. Avian Pathology, 19: 555-569.

Okoyo J.O. e Uzoukwu M. 2005. Um surto de doença infecciosa da bursa em galinhas

entre as 16 e as 20 semanas de idade. Avian Dis. 25(4):1034-1038

Panigrafia, B., L.D. Rowel e D.E. Corrier, 1986. Valores hematológicos e alterações no sangue

química em pintos com doença infecciosa da bursa. Investigação em ciências veterinárias, 40: 86-88.

Poult. Sci. 49: 511-516

Raue R, Islam MR, Islam MN, Islam KM, Badhy SC, Das PM e Müller H. 2004. Reversão do vírus da doença infecciosa da bursa muito virulento, parcialmente atenuado e modificado por engenharia molecular, durante a infeção de frangos comerciais. Avian Pathology. 33: 181-189.

Rautenschlein, S.; Yeh, H.Y. e Sharma, J.M. 2003. Imunopatogénese comparativa da doença ligeira,

estirpes intermédias e virulentas do vírus clássico da doença infecciosa da bursa. Avian Diseases 47:66-78.

Rautenchlein S.; Kraemer, Ch.; Vanmarcke, J. e Montiel, E. 2005. Eficácia protetora de

vacinas intermédia e intermédia mais vírus da doença infecciosa da bursa (IBDV) contra as vacinas muito

IBDV virulento em frangos de carne comerciais. Avian Dis. 49(2):231-237.

Rajaonarison J.J. Rakotonindrina, S M. Rakotondramary, E.K. e Razafimanjary. S. 2006. Doença de Gumboro (bursite infecciosa) em Madagáscar. Rev Elev Med Vet Pays Trop. 47(1): 15-17.

Saif, Y. M. Swayne, D. E (1998) Simpósio: doenças infecciosas das aves de capoeira. Poultry Science. 1998. 77: 8, 1110

Sharma, J. M., Dohms, J., Walser, M. & Snyder, D. B. 1993. Presença de lesões sem replicação do vírus no timo de galinhas expostas ao vírus da doença infecciosa da bursa. Avian Diseases 37, 741±748.

Sivanandan, V., Meheswaran, S.K. 1980. Perfil imunitário da doença infecciosa da bursa. 1. Effect on infectious bursal disease virus on peripheral blood T and B lymphocytes in chickens. Avian Diseases 24:715-725.

Sanchez A. B. & Rodriguez J. F. 1999. Processamento proteolítico no vírus da doença infecciosa bursal:
identificação dos locais de clivagem da poliproteína por mutagénese dirigida ao local. Virologia 262, 190±199.

Tanimura N, Tsukamoto K, Mase M e Imai K. 1995. Comparação da eficiência de replicação do vírus em
tecidos linfóides entre três estirpes do vírus da doença infecciosa da bursa. Avian Diseases. 39: 844-852.

Tanimura, N. & Sharma, J. M. 1998. Apoptose in-situ em galinhas infectadas com a doença infecciosa da bursa
vírus da doença. Journal of Comparative Pathology 118, 15±27.

Tham, K. M. & Moon, C. D. 1996. Apoptose em cultura celular induzida pelo vírus da doença infecciosa da bursa
após infeção in vitro. Avian Diseases 40, 109±113.

Van Den Berg T.P. & Meulemans G. 1991. Doença infecciosa aguda da bursa em aves de capoeira: proteção
proporcionada pelos anticorpos de origem materna e a interferência com a vacinação

viva.

Patologia aviária..,

20, 409-421.

Vasconcelos, A. C. & Lam, K. M. 1994. Apoptose induzida pelo vírus da doença infecciosa da bursa. Revista

de Virologia Geral 75, 1803±1806.

Vasconcelos, A. C. & Lam, K. M. 1995. Apoptose em embriões de galinha induzida pelo vírus infecioso

vírus da doença bursal. Journal of Comparative Pathology 112, 327±338.

Wit, J. J. e William Baxendale.2004. The Infectious bursal diseses.Website www.gumboro.com©Intervet 2004

Yao, K., Goodwin, M. A. & Vakharia, V. N. 1998. Geração de uma doença infecciosa bursal mutante

vírus que não causa lesões bursais. Journal of Virology 72, 2647±2654.

YOUNUS A.W., NASIR, M.K., FAROOQ, U. E BOHIM, J., 2008. Prevalência de doenças das aves de capoeira e sua interação com a micotoxicose no distrito de Chakwal. I. Efeitos da idade e da dimensão do bando. J. Anim. Plant Sci., 18(4): 107-113[prevalência

Zierenberg, K., Nieper, H., van den Berg, T. P., Ezeokoli, C. D., Voss, M. & Mu$ ller, H. 2000. A região variável VP2 de isolados africanos e alemães do vírus da doença infecciosa da bursa: comparação com estirpes muito virulentas, clássicas ' virulentas e atenuadas adaptadas à cultura de tecidos. Archives of Virology 145, 113±125.

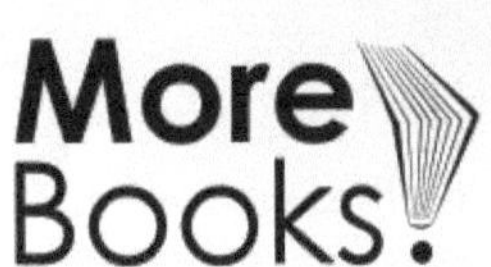

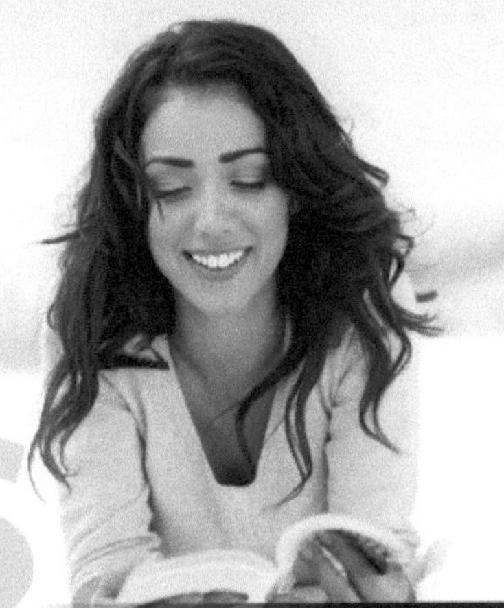

yes I want morebooks!

Buy your books fast and straightforward online - at one of world's fastest growing online book stores! Environmentally sound due to Print-on-Demand technologies.

Buy your books online at
www.morebooks.shop

Compre os seus livros mais rápido e diretamente na internet, em uma das livrarias on-line com o maior crescimento no mundo! Produção que protege o meio ambiente através das tecnologias de impressão sob demanda.

Compre os seus livros on-line em
www.morebooks.shop

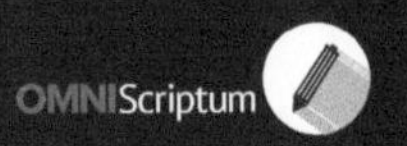

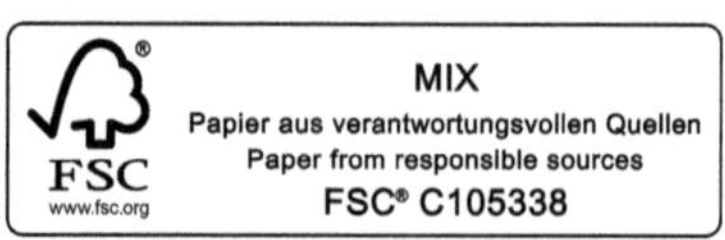

Printed by Books on Demand GmbH, Norderstedt / Germany